LA QUESTION DE LA LÈPRE

en Algérie

ET PLUS PARTICULIÈREMENT

A ALGER

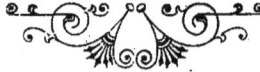

ALGER
IMPRIMERIE S. STAMEL
2, Rue Denfert-Rochereau, 2
—
1918

LA QUESTION DE LA LÈPRE

en Algérie

ET PLUS PARTICULIÈREMENT

A ALGER

par

Le Docteur Jean MONTPELLIER

Ancien Interne des Hôpitaux

Chargé des Fonctions d'Agrégé à la Faculté d'Alger

Maladies des Pays chauds, Maladies syphilitiques et cutanées

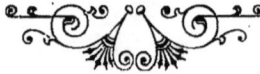

ALGER
IMPRIMERIE S. STAMEL
2, Rue Denfert-Rochereau, 2
—
1918

LA QUESTION DE LA LÈPRE

EN ALGÉRIE

ET PLUS PARTICULIÈREMENT A ALGER

Au Congrès de Léprologie ouvert à Berlin en octobre 1897, le Professeur Gémy, en collaboration avec son élève L. Raynaud, présentait un rapport qui concluait à l'existence, désormais indéniable, de la lèpre en Algérie et à la formation à Alger d'un foyer de création récente tendant à se développer grâce à deux facteurs : d'abord l'arrivée incessante dans notre colonie de nouveaux lépreux débarqués de pays étrangers et particulièrement de l'Espagne, ensuite *la contamination sur place, à ce foyer autochtone,* de sujets jusqu'ici indemnes.

En 1909, L. Raynaud (2e Conférence Internationale de la Lèpre, Bergen) confirmait et complétait les conclusions du premier Mémoire et terminait ainsi : « La lèpre d'importation étrangère crée un danger « plus grand (que les quelques cas de cette maladie « constatés chez des Kabyles) ; *déjà quelques Espa-* « *gnols, nés en Algérie ou y résidant depuis de très* « *longues années, y ont été contagionnés.* »

Les deux rapports se terminaient par un cri d'alarme adressé aux Pouvoirs Publics et l'énoncé des différentes mesures prophylactiques plus ou moins draconiennes que la sagesse semblait imposer.

Ainsi il existerait à Alger un foyer autochtone de lèpre, un foyer en *activité* auprès duquel se seraient déjà contaminés quelques sujets, — par suite, un foyer mettant la colonie en danger.

*
* *

Depuis près de cinq ans que je m'occupe ici de Dermatologie, j'ai eu l'occasion, non pas seulement de voir, mais d'étudier et de suivre de près une vingtaine de lépreux dans les services de la Clinique Dermato-Syphiligraphique de Mustapha, soit comme interne ou chef de clinique de mon très regretté Maître, le Professeur J. Brault, soit comme chef de service intérimaire.

Dès le début (il y avait à ce moment-là une dizaine de lépreux hospitalisés dans le service), mon attention fut attirée par mon Maître sur trois faits évidemment frappants : c'est d'abord que la très grande majorité de ces malheureux étaient des Espagnols nés en Espagne — ensuite, que tous les autres sujets étaient Maltais ou Américains du Sud, nés loin de l'Algérie, dans une contrée où la lèpre est indubitablement endémique — et enfin, qu'en fait de lépreux originaires de notre colonie de l'Afrique du Nord, issus d'une famille algérienne et n'ayant jamais quitté l'Algérie, on ne trouvait, d'une manière absolue, que des Indigènes (Arabes, Kabyles) ou des Juifs.

Je fus dès lors amené à me demander si l'assertion de Gémy et de son élève était véritablement fondée et s'il y avait vraiment à craindre à Alger l'existence d'un foyer lépreux européen *faisant tache d'huile et s'étendant par le seul fait de la contagion.*

Je puis ajouter que c'était là un des sujets de conversation préféré de mon Maître, et que s'il n'était point disparu aussi prématurément, J. Brault n'eut point manqué de reprendre « ab ovo » cette question de la lèpre en Algérie et de préciser, observations à l'appui, ce qu'il n'a fait qu'esquisser en 1908, je veux dire : l'inanité de ces craintes.

*
* *

C'est à Gémy que revient le mérite d'avoir démontré bactériologiquement l'existence de la lèpre en Algérie. Cela ne veut évidemment pas dire que l'Eléphantiasis des Grecs n'existait pas et n'avait pas été observé avant lui. Il exagère très certainement lorsqu'il paraît vouloir identifier avec la syphilis tout ce qui a été décrit ici jusqu'à lui sous le vocable de lèpre. Il exagère au même titre qu'Astruc, qui considérait que le terme de lèpre employé par les auteurs arabes désignait, dans tous les cas, la lèpre véritable, l'éléphantiasis des Grecs. Il suffit de lire les anciens auteurs arabes pour en être convaincu. Je ne puis rapporter le nombre très grand de citations que j'ai sous les yeux, par crainte d'allonger démesurément ce mémoire ; mais je puis bien dire que tour à tour : Ibn-el-Beithar (1200-1248), dans son « Traité des simples » — Djellal-ed-Din-es-Soiouti, plus connu sous le nom de Sidi-Siouti (1450-1504), dans son « Livre de la miséricorde dans l'art de guérir les maladies et de conserver la santé » — le cheykh Djelal Daoud, dans la « Médecine de prophète » — Abd-er-Rezzaq-el-Jezâïri, dans « Révélation des énigmes » — le cheykh Mohamed-el-Tounsny, dans son « Voyage au Darfour », etc., etc., parlent constamment de la lèpre dans leurs écrits. Je sais bien que ce terme de lèpre, pris autrefois dans un sens générique qu'il n'a plus aujourd'hui, s'appliquait, à n'en pas douter, à beaucoup d'accidents spécifiques, de tumeurs malignes, de plaies chroniques, de tuberculoses osseuses et cutanées, de dermatoses tenaces, etc., etc., mais je ne pense pas que rien autorise à identifier absolument avec ces diverses affections tout ce qui a été décrit sous les termes variés de « Barras » (lèpre blanche), de « Djoûdam » (lèpre noire), de « Saphati », d' « A-dhou », d' « Eléphantiasis », de « Léontiasis », de « Bahak », de « Ghénamia » (lèpre du mouton) et de « Beugria » (lèpre de vache), etc. Les descriptions que l'on rencontre chez ces vieux auteurs sont parfois trop démonstratives pour que l'on puisse refuser de parti pris d'y reconnaître les caractères de la lèpre de Hansen. Telle cette phrase que je trouve dans El-Tounsny : « Cette maladie (le Djouzâm) dévore et « fait tomber l'extrémité du nez et des doigts, des « pieds et des mains. ».

Plus près de nous, le terme de lèpre revient encore fréquemment sous la plume des médecins militaires qui, après la conquête, parcouraient l'Algérie dans tous les sens, à l'affût de pathologie nouvelle. Là encore il n'est pas douteux que ce vocable est employé un peu à la légère et pour désigner de nombreuses syphilis méconnues. Ceci est d'autant plus plausible (et d'ailleurs excusable) que nos médecins d'alors n'étaient pas habitués à rencontrer les syphilis graves, les syphilis mutilantes et les manifestations spé-

cifiques cutanées à vastes cicatrices leuco-mélano-
dermiques, qu'ici l'on rencontre si fréquemment.

Si la relation des cas que rapporte Gaudineau
(1842) et Deleau éveille beaucoup plus d'idée de syphilides que de lépromes, par contre les observations
de Guyon (1839) ont une autre valeur. Guyon avait
vu des lépreux authentiques en Amérique ; ses descriptions sont, d'autre part, assez suggestives.

S'il est donc permis de supposer que le chirurgien
en chef de l'Armée d'Afrique a très probablement
commis une exagération en écrivant : « La lèpre ou
« pour mieux dire la ladrerie (et c'est à dessein que
« je me sers de cette expression) est très répandue
« dans les villages kabyles », je ne pense pas que l'on
soit en droit de disqualifier toutes ses observations,
d'autant moins que de nos jours encore les lèpres indigènes observées viennent presque toutes de la Kabylie.

E. L. Bertherand (1855), tout en affirmant que « la
lèpre est fréquente chez les Kabyles », n'a donné, sur.
cette maladie en Algérie, que des imprécisions.

Par contre, le Tableau Clinique que donne Dufour
(1858) d'un Kabyle atteint de lèpre mutilante est clas-
sique : « Il a perdu par la gangrène plusieurs orteils du
« pied droit et le métatarse du pied gauche en tota-
« lité. Ce malheureux, outre ces lésions, a les deux
« mains dans la demi-flexion, par suite de la rétrac-
« tion des fléchisseurs ; ses muscles anti-brachiaux
« sont atrophiés. »

Au sujet d'Arnoult, qui a publié en 1862 un long
mémoire sur la « Lèpre kabyle », je me contente-
rai de dire que je ne comprends pas le grief que lui

font la plupart des auteurs. On lui reproche d'avoir jeté
de la confusion parmi ce qui est lèpre et ce qui est
syphilis, voire même d'avoir, par une « erreur gros-
sière », étiqueté lèpre ce qui n'était que vérole. Or, il
suffit de lire son travail pour en être convaincu, Arnoult n'a jamais fait cette confusion. Ce qu'il décrit
sous le terme de « Lèpre Kabyle », il le dit nette-
ment, n'est autre chose pour lui que de la syphilis.
Mais se trouvant en face de syphilis très anciennes,
jamais traitées, de syphilides graves, de manifestations tertiaires étendues, phagédéniques, mutilantes,
qu'il n'avait point coutume de rencontrer en France,
il supposa que la vérole, tout en restant vérole, pre-
nait, du fait qu'elle évoluait ici sur un terrain spé-
cial et s'associait à ce qu'il appelait « la puissance
morbide de la diathèse cutanée algérienne », des al-
lures et des aptitudes morbides qu'elle n'a pas ailleurs. Ces aptitudes spéciales étant pour lui constan-
tes et lui paraissant imprimer ici des caractères très par-
ticuliers aux lésions syphilitiques, il crut bien faire, à
une époque où le terme de lèpre n'avait pas encore le
sens précis qu'il possède aujourd'hui, il crut bien
faire de créer pour cette syphilis indigène une ap-
pellation distincte.

Il a tellement peu commis la confusion qu'on lui
reproche, qu'il n'hésite pas à affirmer n'avoir jamais
rencontré en Algérie de lèpre vraie, tuberculeuse,
d'éléphantiasis des Grecs. Il ajoute même : « Pen-
« dant mes quinze mois de Kabylie, je n'ai pu mettre
« la main sur un seul cas, il n'en a pas paru à l'hôpi-
« tal ni au bureau un seul échantillon. *A coup sûr,*

« *celte lèpre, différente de la syphilis, est depuis long-*
« *temps éteinte, ou bien n'a jamais existé.* »

En 1864, L. Leclerc rencontrait en Kabylie deux
cas de lèpre auxquels il n'accorde malheureusement
qu'une mention.

En 1864, Léonard n'hésite pas, en face d'une lèpre
tuberculeuse, à « affirmer » avoir observé plusieurs
cas semblables parmi les Indigènes dans sa carrière
de médecin militaire en Algérie, témoignage de
haute valeur si l'on veut bien se souvenir que le médecin principal Léonard, tout comme Guyon, avait
eu l'occasion de voir, ailleurs et antérieurement, des
lèpres authentiques.

Hattute (1872), dans la « Kabylie » dé Hanoteau et
Letourneux, dit avoir rencontré, au cours de deux
ans d'observations, un seul « cas de lèpre éléphan-
tiasique ».

Les conclusions de Barillon (thèse inaugurale,
1898) et surtout celles de Glorget (1899) qui clame au
terrible danger de la contagion en Algérie et considère que la terre d'Afrique était vierge de bacilles de
Hansen avant les cas d'importation étrangère, sont
donc inacceptables. La lèpre existe très vraisemblablement en Algérie depuis fort longtemps, non pas
sans doute dans les proportions aussi formidables
que pourrait le laisser supposer la fréquence de ce
terme dans les écrits des auteurs plus ou moins
anciens, mais au contraire dans les proportions res-
treintes d'une maladie qui paraît aujourd'hui s'étein-
dre. Au reste, cela ne saurait surprendre. Qui donc
peut avoir oublié que depuis des siècles et des siècles,
au cours des flux et reflux des émigrations des peu-

ples, l'Afrique du Nord fut en rapports constants et
étroits avec l'Orient par l'intermédiaire de l'Arabie,
et avec l'Europe par l'intermédiaire de l'Espagne ?
Or, il ne viendrait à l'idée de personne de nier l'existence fort ancienne de la lèpre en Asie non plus que
dans la péninsule Ibérique.

C'est en 1864 que le premier cas de lèpre certaine fut authentifié à l'hôpital de Mustapha par Léonard. Il s'agissait d'un *Indigène* hospitalisé dans une salle de chirurgie appartenant à Gémy et pour lequel l'avis du médecin militaire fut demandé : lèpre tuberculeuse indéniable que Gémy pouvait plus tard identifier.

En 1884 se trouvait à l'hôpital de Mustapha, dit Glorget dans sa thèse, au numéro 17 de la salle St-Damiens, dans le service des maladies syphilitiques et cutanées, un lépreux du nom de Santa-Maria qui succomba. Gémy reprend plus tard cette deuxième observation avec quelques détails. Il s'agissait d'un *Espagnol* né à Alfaz (Espagne), âgé de 28 ans, débarqué à Alger depuis 7 ans. Nuls renseignements ne sont donnés au sujet de sa famille. Le début de sa maladie remonterait à 4 ans, c'est-à-dire 3 ans seulement après son arrivée en Algérie.

En 1885, Gémy, qui venait d'étudier une douzaine de lépreux à l'hôpital St-Louis, pouvait désormais reconnaître la lèpre sur quelques *Espagnols* hospitalisés plusieurs fois, sans que leur maladie fut diagnostiquée sous son véritable nom.

A dater de cette époque, il semble qu'ait eue vogue ici la crainte de voir s'abattre sur les côtes algériennes ce fléau qualifié à tort de « nouveau ». On en trouve un écho dans le journal de médecine et de pharmacie de l'Algérie (1887), où M. E. Bertherand écrivait : « On constatait dernièrement, dans un hô-« pital de Paris, un cas de lèpre importé des envi-

« rons de Valence (Espagne). Une circulaire de la
« direction sanitaire de Madrid révèle, en effet, la
« présence de cette maladie dans les provinces de
« Valence, d'Alicante, d'Armérie. Or, ces deux der-
« niers points surtout sont en rapports journaliers
« avec la province d'Oran. Il serait donc de la plus
« vulgaire prudence, de la part de l'Administration
« algérienne, de se mettre en garde contre l'invasion
« d'une affection aussi contagieuse. » Suit un résumé
des caractères de la lèpre donnés dans le but de familiariser nos confrères avec ce diagnostic.

En 1889, enfin, apparaissent dans la thèse inaugurale de Glorget les deux premières observations
complètes recueillies en Algérie. La première est due
à l'obligeance du médecin-major de Casabianca et
l'aide-major Janod. Il s'agit d'une *Espagnole* de 54
ans, née à Saragosse, hospitalisée à Blida pour lèpre
et arrivée, nous dit l'auteur, « lépreuse et bien lépreuse en Algérie. »

Sur la seconde observation, personnelle à l'auteur,
Glorget se base pour affirmer un cas de contamination sur place. « Il s'agit de *la petite fille de la malade*
« *précédente*, Ant... S..., âgée de 8 ans, née à Blida,
« ayant vécu avec sa grand-mère atteinte et morte de
« lèpre, et faisant elle-même une forme tuberculeuse. »
L'auteur affirme, et très certainement de bonne foi,
que « le père et la mère sont en très bonne santé et
« ne présentent aucune tare. Cinq enfants dans la fa-
« mille ; les frères et les sœurs sont tous forts et ro-
« bustes. » Or, en 1908, Brault, qui put revoir et étudier cette malade, écrit : « Pour ce qui est de la jeune
« fille d'origine espagnole, elle était la petite fille

« d'une lépreuse, ses parents, père et mère, sont res-
« tés bien portants, un de ses frères est mort de la
« lèpre, une de ses sœurs et un autre de ses frères
« présentent des signes forts suspects ; eh bien, tout
« cela nous ne le tenons pas de la famille qui niait
« tout antécédent héréditaire, mais bien d'une en-
« quête sérieuse menée en dehors des intéressés. »

Voilà qui ramène à sa juste valeur l'observation
sur laquelle Glorget étayait son argumentation pour
démontrer la propagation de la lèpre en Algérie.

On ne peut, en effet, négliger (ce que de nombreux
léprologues sont amenés à accepter comme acquis)
le fait que signalait Zambaco en 1914 : « Tous les mé-
« decins qui ont longuement observé la lèpre ont
« constaté bien des fois que la maladie saute parfois
« une, deux et même parfois un plus grand nombre de
« générations, pour reparaître dans la descendance.
« Des enfants issus de parents lépreux et séparés
« d'eux dès leur naissance, d'arrières petits-enfants
« qui n'ont jamais été en contact avec leur ancêtre
« lépreux sont souvent atteints de cette lèpre ances-
« trale, lors même que ces enfants soient venus au
« monde dans des localités non lépreuses. »

Je ne puis encore moins oublier ce que Forné, un
ardent contagioniste cependant, écrivait à la même
époque dans les Archives de Médecine Navale de 1890 :
« L'étude de la lèpre a mis en lumière un fait d'évo-
« lution très remarquable à savoir : que les lésions
« de la lèpre héréditaire se manifestent quelquefois
« tardivement : cinq, dix, quinze, vingt ans et même
« plus après la naissance... En attendant que les pro-

« grès de la bactériologie expérimentale nous fassent
« connaître la durée d'incubation de la maladie et
« ses divers modes de propagation, une obligation
« nous est inspirée comme conséquence de la notion
« d'évolution tardive de la lèpre héréditaire : *elle*
« *consiste à n'invoquer, comme preuve de la contagio-*
« *sité, que les faits de contamination lépreuse fournis*
« *par des individus nés de parents sains, n'ayant ja-*
« *mais habité des pays infestés par la lèpre et par*
« *suite que l'on peut croire indemnes de tare hérédi-*
« *taire.* »

Or, je ne veux me faire ici le partisan et le défenseur outrancier, ni de la transmission ancestrale, ni
de la contagion directe. Je ne fais que dépouiller des
faits, que je suis obligé d'apprécier en tenant compte
de tout ce qui est considéré comme « possible » en
matière d'étiologie et de pathogénie lépreuses. Aussi
bien, lorsqu'il sera démontré (et il faut bien avouer
que rien ne l'est moins) que la transmission héréditaire de la lèpre n'est qu'un leurre et que seule la
contagion directe est possible, j'admettrai très volontiers que l'observation de Glorget est péremptoire.
J'admettrai que la lèpre peut se « contracter » en Algérie et que des sujets européens sains, nés de familles saines, peuvent y faire une lèpre « acquise ».
Jusque-là je tiendrai cette observation pour impré-
cise, puisque suivant ses affinités personnelles, cha-
cun pourra y trouver, soit un cas de contagion directe, soit un bel exemple de transmission ancestrale.

*
* *

En 1894, Gémy donne une nouvelle observation. Cette fois il s'agit d'un *Kabyle*, M... ben A..., présentant une lèpre systématisée nerveuse, âgé de 35 ans, né à Palestro, d'une mère morte à 58 ans avec le nez et le voile du palais rongés par un ulcère. L'auteur admet comme probable chez la mère un lupus. On pourrait tout aussi bien accepter le diagnostic rétrospectif de lèpre. Voilà encore une observation dont on ne peut tirer nul argument... autre que celui-ci sans doute : c'est qu'il faut que la lèpre soit véritablement bien peu contagieuse pour qu'un Indigène, faisant tout ce qu'il est possible de faire pour donner son mal (on sait comment vivent les Indigènes de bas étage), n'ait pas réussi à contaminer son entourage, père, femme et enfants !

*
* *

Dans leur mémoire de 1897, Gémy et Raynaud rapportent les 58 cas de lèpre qu'ils ont pu rassembler en Algérie et qui se répartissent de la sorte : 31 Européens, 19 Musulmans et 9 Israélites.

Sur 31 *Européens,* 6 cas (4 Français et 2 Italiens) sont éliminés de la discussion qui termine le Mémoire par les auteurs eux-mêmes : trois cas simplement suspects, un Français ayant importé sa lèpre de Rio-de-Janeiro, un Italien et un Français pour défaut de renseignements.

Restent donc 25 cas authentiques que les auteurs se bornent à garder pour étayer leurs conclusions. Je n'en donne pas le tableau, cela allongerait inutilement ce travail, mais je prie que l'on note plusieurs constatations.

D'abord ces 25 cas de lèpre, européens, sont tous *Espagnols,* à une exception près (un Maltais). Or, s'il est vrai qu'un foyer actif existe à Alger, je ne sache pas que seuls des Espagnols restent exposés à ses méfaits et je n'ai jamais lu que cette race constitue, pour le bacille de Hansen, un terrain de culture tellement plus favorable que celui que peuvent lui offrir les Français et les Italiens d'Alger, lesquels restent indemnes. Et à supposer, ce qui n'est pas, que cela fut encore vrai, quelle singulière aptitude morbigène devrait avoir à Alger le bacille de Hansen pour se fixer toujours de préférence sur des sujets venus d'Espagne plutôt que sur des Espagnols d'Algérie !

En second lieu, sur ces 24 cas, *tous nés en Espagne, dans des contrées indubitablement lépreuses* (le Maltais lui aussi est né à Malte), 6 malades avouent être arrivés à Alger très certainement lépreux et porteurs de manifestations déjà avancées.

D'autre part, 5 observations restent absolument muettes sur le début présumé de la maladie, avant ou après le débarquement des sujets en Algérie. On ne peut donc tabler sur elles.

En définitive, il reste donc de ces 25 cas, 15 observations pour lesquelles *les auteurs assignent comme débuts de la maladie,* 6 mois, 1, 2, 3, 3, 4, 4, 7, 13, 15, 15, 19 et 21 ans après leur arrivée dans la colonie (1).

---

(1) Ces chiffres ont été arrêtés en compulsant les observations publiées dans le mémoire de Gémy et Raynaud et,

Ayant donné cette dernière statistique, les auteurs concluent : « Ainsi donc dans 7 cas la durée de l'in-« cubation a varié de six à vingt-et-un ans, si on ad-« met que les sujets de ces observations étaient con-« taminés au moment de leur départ du pays natal, « alors que cette durée est généralement de six mois « à deux ans en moyenne après le départ du lieu in-« festé.

« Sans doute on a cité des incubations plus lon-« gues, trente-deux ans dans une observation, mais il « faut convenir que ces cas sont excessivement rares « et nous serions vraiment tombés sur une série ex-« ceptionnelle, si tous ces malades étaient partis con-« taminés de leur pays, puisque sur 24 observations « il s'en trouverait neuf dans lesquelles cette durée « aurait varié de 3 à 21 ans.

« *Nous pensons donc que les malades des observa-« tions II, XI, XIII, XV, XXV ont été contaminés à « Alger dans le foyer lépreux de la Carrière,* quartiers « que les Algériens connaissent bien et dans lequel « presque tous les Espagnols — nous parlons des « journaliers — font un séjour plus ou moins prolon-« gé en arrivant à Alger, et se fixent même souvent. »

Je relève tout de suite une petite erreur. L'obser-vation XV se rapporte « à un malade, U... V..., 73 « ans, Espagnol, né à Tarbéna (province d'Alicante), « venu en Algérie depuis 44 ans et n'ayant pas quitté « Baba-Hassen situé à 14 kilomètres d'Alger. *Le dé-*

---

d'autre part, dans la thèse de Barillon, d'où quelques va-riantes, d'ailleurs sans intérêt pour la discussion, avec les chiffres fixés par les auteurs seuls du Mémoire.

« *but de l'affection remonte à 20 ans.* » Je suis bien
obligé de dire que voilà bien au moins une lèpre qui
ne sort pas de la « Carrière » d'Alger ! Au surplus,
puisqu'elle serait apparue 24 ans après l'arrivée du sujet à Baba-Hassen, il faudrait donc admettre qu'elle
a été « prise » dans ce village qui n'est même pas indi-
qué sur la carte de la distribution de la lèpre en Algérie annexée au Mémoire, village où nul autre cas de
lèpre n'a été mentionné pas plus chez des Etrangers
que dans l'entourage immédiat du malade lequel a « 3
« frères et une sœur bien portants..., une femme qui
« ne présente rien de suspect..., 4 enfants et même
« des petits enfants tous exempts de signes lépreux. »

Ainsi donc pour affirmer l'existence d'un foyer en
activité à Alger, d'un foyer au contact duquel des sujets ont pris la lèpre, *les auteurs ne trouvent qu'un
seul argument : l'impossibilité pour une lèpre de rester
larvée ou en incubation plus de 3 ans.*

D'abord on pourrait faire observer, et personne ne
le contestera, que les dates précises données comme
marquant le début de la maladie chez ces sujets,
peuvent être et sont très probablement erronées. Ces
dates marquent les *premières manifestations qui ont
importuné le malade ;* elles ne marquent certainement
pas l'apparition de la première lésion lépreuse, encore moins le début de la « période de germination »
du bacille de Hansen. Ajoutez à cette simple difficul-
té qu'a le malade de bonne foi et qui s'observe de
préciser un début aussi peu net d'une maladie qui
évolue lentement et sournoisement, cet autre fait indéniable, c'est que la très grande majorité des lépreux, non seulement se trompent par suite de leur

insouciance, mais s'ingénient à nous tromper, à nous égarer, obéissant soit à une mauvaise volonté flagrante, soit à une sorte de pudeur familiale irraisonnée.

D'autre part, à supposer que ces dates assignées comme début du mal soient exactes, qu'il s'agisse de lèpre acquise ou de lèpre héréditaire, faut-il repousser comme inadmissible ou même seulement trouver surprenante la possibilité d'une telle durée du « microbisme latent » et d'une pareille lenteur dans la « période d'invasion » ? Gémy et Raynaud veulent bien admettre une période « silencieuse » maxima de 3 ans et assignent à la lèpre, comme durée moyenne, d'incubation, une période de 2 ans. Qu'est-ce qui nous autorise aujourd'hui à préciser de la sorte un point aussi essentiel dans l'étude d'une maladie pour laquelle subsistent tant d'imprécisions ? D'ailleurs il est de fait que la grande majorité de ceux qui se sont occupés de près de la lèpre conservent à ce sujet une sage réserve.

En définitive, l'argument que donnent les auteurs (je répète volontiers que c'est le seul qu'ils peuvent produire) pour « démontrer » que certains « sujets espagnols se sont contagionnés » à Alger, ne peut avoir, à ce point de vue, aucune valeur véritable et ne saurait de ce fait entraîner la conviction. Je ne pense pas qu'il soit utile d'y insister davantage.

Des 8 observations *israélites* rassemblées dans le même travail, je suis bien obligé de le dire, 6 sont véritablement trop insuffisantes. Les voici in-extenso :

« Observations XXXIV, XXXV, XXXVI (Gémy) :

« Monsieur Gémy *a rencontré dans les rues d'Alger*
« trois Juives de 12, 20 et 25 ans, atteintes de lèpre tu-
« berculeuse. Ces Israélites, sur lesquelles il a été im-
« possible d'avoir des détails, étaient incontestable-
« ment nées à Alger, ainsi que le démontraient et
« leur costume européen que toutes les Juives indi-
« gènes ont adopté depuis 1870 et leur langage qui
« était le Français. »

« Observation XXXVII (Raynaud) :
« Juive, jeune fille de 16 ans, *vue dans la rue,* près
« de la cathédrale, face léonine avec tubercules sur le
« visage (front, nez, lèvres, joues pendantes) chute des
« sourcils. »

« Observation XXXVIII (Raynaud) :
« Juive mariée, habitant Saint-Eugène, de bonne
« famille, *vue en tramway,* tubercules saillants sur la
« face et les mains ainsi que les avant-bras ; œil bril-
« lant, sourcils dégarnis. »

« Observation XXXIX (Raynaud) :
« Juif de 25 à 30 ans, blond, presque albinos, *ren-*
« *contré* le 20 février 1896 place du Gouvernement.
« Facies typique, avec tubercules légèrement sail-
« lants sur la face, alopécie sourcilière. »

Telles sont 6 observations de lèpre sur 8 constatées
chez des Israélites. Je veux bien admettre la réalité
du diagnostic bien que, à tout prendre, l'on puisse faire
observer qu'un coup d'œil, même attentif, jeté dans
la rue, peut bien étiqueter lèpre, par exemple, des
syphilis secondaires léproïdes, voire même une ac-
née rosée hypertrophique constituant un léontiasis
couperosique assez superposable au léontiasis lépreux. Mais il me paraît bien difficile, avec ces seules

observations à l'appui, d'accepter la conclusion des auteurs : « C'est qu'il existe à Alger environ 1 lé-« preux sur 1.000 Israélites », ce qui serait évidemment une proportion très notable, et encore moins d'admettre que certains Israélites ont pu se contaminer à Alger au « prétendu foyer lépreux en formation » (ce que les auteurs ne disent d'ailleurs pas).

Au sujet de ces lépreux israélites, je ne puis m'empêcher de reproduire Zambaco qui, plaidant la cause de l'hérédité dans la lèpre et donnant des exemples de transmission ancestrale, dit ce qui suit : « Les lé-« preux de Constantinople, au nombre de plusieurs « centaines, sont : 1° des étrangers à la ville ; ils pro-« viennent des îles de l'archipel, de l'île de Crête, de « Chypre et d'Anatolie... ; 2° *des Israélites venus d'Es-*« *pagne lors de l'Inquisition et établis en Turquie de-*« *puis quatre siècles.* Or, ces Israélites sont les seuls « Constantinopolitains atteints de lèpre. En méditant « ce fait très remarquable, cette persistance de la « lèpre chez ces Israélites espagnols à l'exclusion des « autres Indigènes de Bysance, on est conduit forcé-« ment à l'attribuer à l'hérédité ancestrale... »

Ne serait-il pas possible de rattacher ces lèpres chez des Israélites algérois et algériens à cette commune origine espagnole ? Je ne fais qu'émettre l'hypothèse pour ce qu'elle vaut, manquant totalement d'éléments pour la discuter. Quoiqu'il en soit, de tout ceci on retiendra sans nul doute que ce ne sont pas encore ces 8 observations de lèpre chez des Juifs qui permettront de considérer comme « démontrées » et la fréquence de la lèpre chez des Israélites algériens et la contamination de ces cas à un foyer algérois en pleine activité.

Arrivons enfin aux 19 cas de lèpre constatés chez des *Musulmans*.

Je passe sur la valeur documentaire inégale de ces observations dont quelques-unes se réduisent à une seule mention. En outre, dans la relation de ces cas, la partie la plus intéressante pour notre sujet (après la description des lésions permettant un diagnostic clinique ferme à défaut de recherches microbiologiques) manque entièrement : on n'y trouve rien sur les antécédents, sur la famille, sur le genre de vie et les diverses pérégrinations des malades. Il ne s'agit évidemment pas d'en faire un grief aux auteurs ; tout le monde sait ici combien il est difficile, pour ne pas dire plus, d'obtenir des précisions d'un Indigène interrogé. Mais il n'en est pas moins vrai que cela met dans l'impossibilité de tirer de ces observations quelques déductions pouvant servir à discuter le mode possible de transmission qu'emprunte la maladie pour se développer chez eux.

Notons que tous ces Indigènes, y compris les deux ayant habité Alger quelque temps, sont des Arabes ou des Kabyles de régions très diverses de l'Algérie et pour lesquels personne ne songerait à invoquer une contagion opérée au contact d'un foyer algérois. Ce sont donc là des cas de *lèpre véritablement algérienne* n'ayant, peut-on dire, aucun rapport avec la lèpre d'importation étrangère. D'autre part, ces cas indigènes sont tellement isolés, rares et disséminés qu'il ne paraît pas possible, même aux Auteurs du Mé-

moire, de localiser en quelque point de l'Algérie le
moindre foyer authentique de lèpre. Peut-être là
aussi, si l'on pouvait réunir pour chaque malade les
renseignements nécessaires, établirait-on que ces lépreux indigènes sont des descendants directs soit de
familles musulmanes issues d'Espagne ou peut-être
même matinées de sang espagnol, soit de familles
originaires de l'Afrique Occidentale où la lèpre est
encore fréquente.

Quoiqu'il en soit, constatons que Gémy et Raynaud sont obligés de reconnaître, avec une gêne bien
compréhensible, « que ce nombre de 19 lépreux indigènes est bien restreint. »

Ils ajoutent : « L'on est étonné qu'en présence de
« leur défaut d'hygiène, de leur misère, de leur ag-
« glomération, les Kabyles n'offrent que si peu
« d'exemples de cette affection. » Oui, on est étonné,
on est même stupéfait. Faudrait-il donc admettre que
la lèpre n'est plus la même chez le Musulman et chez
l'Espagnol ? Quelle hypothèse capable de satisfaire
l'esprit pourrait-on tenter pour expliquer cette diffé-
rence d'aptitude à se communiquer qu'aurait dans
ces conditions le bacille de Hansen, d'une part chez
l'Africain, d'autre part chez l'habitant de la Péninsule Ibérique ? Aussi bien n'est-on pas moins surpris
de voir réclamer par Gémy et Raynaud, d'un côté
des *mesures sévères* afin de nous préserver de la lèpre
espagnole, et de l'autre *rien* pour nous garantir de la
lèpre indigène. Dans tout ceci les anti-contagionnistes trouveront sans doute un argument précieux pour
défendre leur opinion.

Je n'insiste pas sur les mesures prophylactiques

que demandait le rapport de l'ancien Professeur d'Alger et de son élève, mesures dont quelques-unes, telle que l'arrêt au débarcadère des sujets espagnols manifestement lépreux, sont très certainement justifiées. Mais je ne puis faire moins que de répéter, pour conclure, ce qu'écrivait Zambaco en 1914 : « Ainsi à Paris 200 lépreux circulent librement et « impunément et en Algérie on veut les séquestrer. « Or, ce qui est vérité à Lutèce serait erreur à Al- « ger... Il ressort de ce rapport, rédigé par un méde- « cin officiel qualifié, que la lèpre ne fait pas de pro- « grès et que, depuis 1830 que la France a conquis le « pays, c'est-à-dire depuis 83 ans, malgré la liberté « de se mêler à la population, les lépreux n'ont pas « contaminé un seul Européen, *un seul membre de la* « *colonie française ;* c'est là ce que l'on doit retenir de « cette pièce officielle, documentaire, du Docteur « Raynaud. »

Cette même année où parut ce travail de Gémy et Raynaud, le Professeur Crespin donnait l'observation d'un nouveau cas de lèpre. Il s'agissait d'une *Espagnole,* Th... F..., issue d'une famille de la province de Valence, débarquée à Alger depuis 19 ans et malade depuis 5 ans environ. L'incubation aurait donc été, dans ce cas, d'assez longue durée.

Toujours la même année (1898), Barillon, dans sa thèse inaugurale, reprend les observations de ses maîtres Gémy et Raynaud, en y ajoutant un cas personnel. Ce dernier a encore trait à une *Espagnole* de la province d'Alicante, habitant Alger depuis dix ans et dont le début présumé de la maladie remonterait à 3 ans environ.

Encore en 1898, Gémy donne l'observation d'un nouveau cas fort intéressant. C'est là, à notre avis, la seule observation recueillie en Algérie pouvant servir d'argument sérieux aux contagionnistes qui veulent admettre l'existence d'un foyer algérois en activité. Il s'agit d'un *Israélite* âgé de 35 ans, originaire de Soulztmatt (Alsace), où il a séjourné jusqu'à l'âge de 18 ans, époque à laquelle il est venu se fixer à Alger. C'est environ 15 ans après son arrivée dans l'Afrique du Nord qu'aurait débuté son mal. Gémy fait observer : « Que toutes les localités qu'a habitées « le sujet avant son arrivée en Algérie (Soulztmatt, « Belfort, Lunéville, Rambervillers) depuis sa nais- « sance sont indemnes de lèpre. D'un autre côté, « aucun membre de sa famille n'a présenté de lé- « sions semblables. Il a habité à Alger, pendant un

« an, l'entresol d'une maison dans laquelle se trou-
« vait une lépreuse. »

Prise au pied levé, l'observation est troublante.
Tous les renseignements paraissent se combiner pour
démontrer qu'il y a eu là contagion et contagion à
Alger. On est obligé cependant de noter une première
chose, c'est qu'on ne trouve le bacille de Hansen, ni
dans les coupes, ni dans les frottis, ni dans les exsu-
dats. Il reste, bien entendu, que cette absence de cri-
térium bactériologique ne saurait infirmer absolument un diagnostic clinique bien assis, puisqu'il est
de fait que certaines lèpres nerveuses sont très pau-
vres en bacilles. Néanmoins, cette négativité persis-
tante des examens me paraît à retenir, surtout si l'on
veut bien remarquer que les quelques bacilles acido-
résistants rencontrés par le Prof. Jadassohn dans
certaines biopsies prélevées sur ce même sujet, fu-
rent étiquetées, par des auteurs qui avaient *vu* ces
préparations, *bacilles tuberculeux*. Je crois donc que
pour ce malade l'on serait en droit de répéter ce que
Ehlers eut l'occasion de dire lors de sa présentation
à la Société de Dermatologie : « Le malade est cer-
« tainement un lépreux..., mais pour poser le dia-
« gnostic exact il faut attendre le résultat de l'examen
« microscopique. » Or, je le répète, les très nombreux
examens microbiologiques restèrent toujours négatifs ou donnèrent des bacilles que quelques auteurs
prétendirent être tuberculeux. En outre, on peut ajouter que les placards d'infiltrations dermiques avaient
fait antérieurement étiqueter la lésion *tuberculose
cutanée*, que d'autre part le malade était boucher, et
enfin qu'il eut un père et un frère morts phtisiques.

Tout ceci s'associe admirablement pour entraîner l'esprit vers un diagnostic de tuberculose possible.

Au surplus, alors même que le diagnostic de lèpre serait parfaitement établi, on ne peut éviter de faire observer qu'il s'agit d'un *étranger* à l'Algérie, d'un sujet qui ne l'habite que depuis 17 ans et enfin d'un *Israélite*. Or, si ces trois conditions ne suffisent pas à infirmer l'hypothèse de la contagion à Alger, elles sont cependant quelque chose en face des arguments que donne l'auteur.

Gémy insiste sur l'absence des antécédents héréditaire et l'inexistence probable de la lèpre dans les localités alsaciennes habitées antérieurement par le sujet. Mais on pourrait bien lui retourner, avec sans doute quelques raisons, que les renseignements tirés de ce genre de malade sont en général sujets à caution et que, d'autre part, s'il est vrai que la lèpre n'est plus fréquente actuellement dans ces régions de l'Est de la France, il fut un temps où la Lorraine comptait à elle seule 59 léproseries. On sait aussi que l'Allemagne, à cette époque évidemment déjà lointaine, ne fut pas moins épargnée par ce triste fléau. Dans ces conditions l'auteur est-il bien certain que ce sujet *Israélite* (donc de famille étrangère à l'Alsace, venue on ne sait d'où) et émigré en Alsace depuis un temps indéterminé, n'avait aucune autre raison de cultiver le bacille de Hansen, que celle d'avoir habité à Alger durant une année le même immeuble qu'une lépreuse authentique?

En vérité je ne pense pas que ce soit cette observation *isolée* qui puisse entraîner la conviction de ceux qui en sont encore à se faire une opinion sur le mode de la transmission de la lèpre. Dans tous les cas, ce seul argument me paraît insuffisant pour établir scientifiquement l'extension de « la lèpre en Algérie » et encore moins sa diffusion par contagion directe.

*
* *

Toujours en 1898, J. Brault rassemble de son côté 3 nouveaux cas. L'un a trait à une jeune fille de 16 ans, G... A..., déjà étudiée par Glorget et dont nous avons discuté plus haut l'observation. Fillette de sang *espagnol*, née à Blida, *mais issue d'une famille de lépreux*.

Les deux autres concernent des *Israélites*. Il est très regrettable que l'auteur n'accorde à ces deux derniers cas qu'une simple mention. S'agit-il de malades déjà vus et enregistrés par Gémy et Raynaud, donc figurant déjà dans cette revue générale de la lèpre en Algérie ? S'agit-il de Juifs dont les familles sont algéroises depuis fort longtemps ou simplement d'Israélites émigrés depuis peu ? On ne peut faire là-dessus que des suppositions. Donc, au point de vue qui nous occupe, ces deux cas restent sans intérêt.

En 1901, L. Raynaud donne 6 observations recueillies dans le service de Gémy durant un intérim. Sur ces 6 cas, 3 ont été déjà publiés dans le mémoire de 1898 (3 *Espagnols*), les 3 autres sont encore 3 *Espagnols*, nés en Espagne, dans des provinces endémiquement lépreuses et débarqués plus ou moins tardivement en Algérie.

En 1903 paraît, dans le *Bulletin Médical de l'Algérie*, un article de L. Raynaud (communiqué au Con-

grès colonial de Paris) « Sur la lèpre dans l'Afrique
du Nord », avec, comme sous-titre, *L'invasion lépreuse en Algérie.* L'auteur y dit ceci : « Depuis 1897,
« date où nous avons publié notre travail, nous avons
« pu rassembler 30 observations nouvelles de lèpre
« en Algérie. Sur ce nombre, nous comptons 21 *Es-
« pagnols,* dont 3 recueillies par le Professeur Gémy,
« 2 par le Professeur Brault, 1 par Glorget puis par
« Brault, 9 nous sont personnelles, les autres nous
« ont été communiquées par des confrères de l'inté-
« rieur. *Les Arabes ne sont que 8 ;* enfin, il faut parler
« encore d'un *Israélite* de France dont le cas a été
« publié par Gémy... *Outre ce dernier cas de conta-
« gion, très probablement contractée à Alger, nous
« trouvons dans nos observations cinq individus d'ori-
« gine espagnole nés en Algérie.*

« De ces cas, l'un concerne la petite fille, l'autre la
« fille de lépreuses avérées ; les 3 autres malades ne
« sont jamais allés en Espagne et ne semblent pas
« avoir eu de relations avec ce pays. Enfin, 6 sont de-
« venus lépreux, 7, 20 (2 cas), 25 (2 cas) et 30 ans
« après avoir quitté l'Espagne.

« *Il semble donc évident que la plupart de ces douze
« malades ont contracté leur affection en Algérie.* »

Cela semble évident, oui au premier coup d'œil,
mais cela le paraît infiniment moins si l'on y regarde
d'un peu plus près.

Nous ne revenons pas sur l'observation de l'Israélite alsacien de Gémy ; nous l'avons assez longuement discutée plus haut. Quant à ces onze autres malades qui auraient contracté leur mal dans la colonie, quelle singulière chose que de les trouver encore

tous Espagnols, six ayant habité eux-mêmes des régions lépreuses d'Espagne, les cinq autres, nés il est vrai en Algérie, mais *issus de parents espagnols nés eux-mêmes en Espagne.* Enfin, pour au moins deux de ces cinq derniers cas, il est établi que la famille était certainement lépreuse. Pourquoi donc, sur ces onze cas « contractés à Alger », pas un seul sujet de sang français ou italien ? A qui fera-t-on croire qu'il existe, entre la colonie espagnole et les autres colonies européennes, un mur, une cloison étanche infranchissable au bacille de Hansen ?... Quels sérieux arguments peuvent encore trouver là les partisans irréductibles de la transmission de la lèpre par la voie héréditaire et par la voie héréditaire seule !

*   *
*   *

En novembre 1903, J. Brault publie 13 observations nouvelles qu'il a rassemblées de janvier 1902 à octobre 1903. De ces treize malades :

1 *Française* née en Ardèche, arrivée à Alger avec des manifestations lépreuses déjà fort avancées.

8 *Espagnols* nés en Espagne.

2 *Anglo-Maltais* nés à Malte.

2 *Américains* nés en Amérique du Sud.

Tous ces malades, étrangers à l'Algérie, sont arrivés à Alger un temps variable avant le début présumé de leur mal. *Ici encore pas un seul sujet de la colonie française ou italienne, pas même un seul Espagnol né en Algérie.*

Cette même année 1903, dans la *Revue Médicale de l'Afrique du Nord,* Legrain dit avoir rencontré

assez fréquemment des cas de lèpre en Kabylie. Mais
il n'en donne qu'une observation : Kabyle atteint de
lèpre mixte. L'auteur fait observer qu'il s'agit là de
lèpre autochtone n'ayant aucun contact avec la lèpre
d'importation que l'on rencontre chez les Européens.

*
* *

En 1904, L. Raynaud, au Congrès de Dermatologie
de Berlin (octobre 1904), ajoutait 4 nouveaux cas à
sa liste de 1903, dont 3 *Européens* et 1 Indigène. Sur
ces 3 Européens, on trouve encore 3 *Espagnols* dont
un, il est vrai, est né en Algérie. L'auteur en conclut,
une fois de plus, que 11 Espagnols sur 24 *ont certainement pris le mal à Alger* et demande des mesures
administratives capables d'enrayer ce nouveau fléau.
Ce rapport motiva une circulaire du Gouverneur général de l'Algérie (23 juin 1904), inquiet de « cette extension de la lèpre » dans la colonie. A part la déclaration obligatoire et les craintes excessives basées sur
le prétendu caractère « contagieux de la maladie »,
on ne pouvait que louer la sagesse pondérée de cette
circulaire. On y trouve, en outre de « l'interdiction
de débarquer aux Etrangers reconnus lépreux » (lesquels dans tous les cas peuvent très certainement
être considérés comme indésirables), on y trouve
ceci : « L'hospitalisation sera *recommandée* aux ma-
« lades porteurs de lésions ouvertes et *les plus gran-
« des facilités* seront données pour la concession de
« la gratuité des soins et des médicaments. Dans les
« hôpitaux, une salle spéciale devra être réservée
« aux lépreux de façon à obtenir un *isolement rela-*

« *tif.* » Ces dernières prescriptions étaient fort judi-
cieuses, il était seulement regrettable que leurs bon-
nes intentions fussent en quelque sorte annihilées
par la menace de la déclaration obligatoire et de
l'ingestion des Pouvoirs Publics dans les familles de
ces malheureux malades venus spontanément se
confier aux médecins. En outre, je dirai plus loin
comment ont été interprétés et mis en pratique ces
désirs de la circulaire.

En 1907, J. Brault ajoute 3 nouvelles observations
à la liste des lèpres déjà publiées. Est-il besoin de le
dire, sur ces 3 cas, deux *Espagnols* et un *Brésilien*,
tous les trois nés loin de l'Algérie, dans des régions
et des pays où tout le monde s'accorde à considérer
la lèpre comme existant encore à l'état endémique.

En 1908, dans les *Archiv fur schiffs–und Tropen
Hygiène*, le même auteur donne un article d'ensem-
ble sur les « lépreux en Algérie » et fait la statistique
de toutes les observations de ces malades passés dans
le service de la clinique dermato-syphiligraphique
du 1er janvier 1885 à décembre 1907. Donc dans ce
travail n'apparaît aucun cas nouveau. Mais Brault
profite de l'occasion pour dire ce qu'il pense de cette
prétendue extension de la lèpre en Algérie. Plusieurs
pages seraient à transcrire entièrement. « La mère
« d'une de nos jeunes malades nous rapportait qu'elle
« couchait habituellement avec elle depuis plusieurs
« années, qu'elle mangeait les mets qu'elle laissait,
« avec les mêmes ustensiles ; cependant cette fille,
« atteinte d'une lèpre tuberculeuse avec lésions ou-
« vertes, avait des plaies aux lèvres, sur la muqueuse
« buccale et un peu partout sur tout le corps. Cette
« mère... est restée absolument indemne.

« La plupart des malades que nous avons eus dans
« le service étaient mariés, certains ont eu des rap-
« ports intimes avec leurs femmes jusqu'à la fin et
« ces femmes sont restées bien portantes jusqu'à pré-
« sent.

« Parmi ceux qui se trouvent actuellement dans

« nos salles, deux hommes sont célibataires et trois
« autres sont mariés. Un nommé Br... Francisco est
« marié depuis 13 ans, il est malade depuis plus de
« six ans, il a eu deux enfants qui sont morts, l'un
« avait 15 jours, l'autre 15 mois ; on ne peut avoir
« de détails sur la cause de ces décès ; il affirme d'ail-
« leurs avoir perdu ses enfants avant le début de
« son mal. Sa femme a allaité l'enfant d'un médecin
« et un enfant de l'assistance et ces enfants se sont
« toujours bien portés ; un autre est marié depuis 25
« ans, il est malade depuis plus de 10 ans, il a un en-
« fant bien portant âgé de 3 ans ; enfin le nommé M...
« Raphael, marié depuis 15 ans, a trois enfants, le
« dernier a 9 ans. Ces enfants sont bien portants, de
« même que les femmes de tous ces sujets. Un seul,
« Al..., prétend avoir cessé ses rapports conjugaux,
« mais il y a deux ans seulement.

« Nous avons actuellement dans le service des
« femmes, une nommée Ig... Maïq... atteinte d'une
« forme nerveuse, qui est malade depuis plus de 19
« ans ; elle a convolé en justes noces il y a 18 mois et
« a eu un enfant de sept mois et demi qu'elle nourrit
« et ce dernier se porte à merveille.

« Il nout faut ajouter que tout ce monde est très
« pauvre, vit dans le confinement et dans la plus
« grande promiscuité ; souvent les lépreux attendent
« longtemps avant de se faire hospitaliser et demeu-
« rent chez eux avec des lésions ouvertes. »

Et Brault conclut : « Tout ce que nous avons dit
« montre combien *la contagion est difficile à prouver*.
« Cela montre aussi combien elle doit être restreinte ! »
Et plus loin : « Pour l'*hérédité*, il est bien difficile

« d'avoir des renseignements précis. Tous les lépreux
« ou leur famille nient les antécédents héréditaires
« le plus possible et nous les avons surpris en fla-
« grant délit de mensonge. »

Toutes ces observations méticuleuses de mon
Maître lui permettaient cette conclusion : « A notre
« humble avis, on a beaucoup exagéré ici le rôle de
« la lèpre. Sans doute, comme nous venons de le
« laisser entendre, il en existe un certain nombre de
« cas, mais ils sont très disséminés et surtout impor-
« tés ; *il n'y a pas à proprement parler de foyer au-*
« *tochtone véritablement sérieux et capable de faire*
« *pousser le cri d'alarme.* »

Et avec son bon sens un peu brutal, J. Brault mon-
trait non seulement l'inutilité d'imposer aux lépreux
ayant élu domicile à Alger des mesures draconiennes,
mais aussi l'impossibilité d'obtenir de ces mesures
des effets prophylactiques sérieux.

« Je sais qu'on a parlé ici, dit-il, de l'isolement
« absolu et d'établir des inspections. Les dernières,
« qui pourraient peut-être faire dépister quelques
« cas, me paraissent bien illusoires par ailleurs et ne
« sauraient autrement compter pour la prophylaxie.
« Quant à l'isolement, il est de pratique à peu près
« impossible ; on ne peut traiter les gens ici comme
« des Malgaches ou des Canaques, il y aurait de mul-
« tiples protestations. On a parlé aussi d'établir une
« léproserie ; dans cette dernière, les lépreux seront
« tenus à un isolement rigoureux et définitif ou dans
« un isolement relatif. Dans le premier cas, il y aura,
« comme nous venons de le dire, des résistances
« qu'on ne parviendra pas à vaincre ; dans l'autre hypo-

« thèse, on remplacera ce qui existe par une chose
« qui ne vaut pas mieux. Le système qui prévaut à
« l'heure actuelle, permet tout au moins aux élèves,
« c'est-à-dire aux futurs médecins de la colonie, de se
« familiariser avec la maladie, de pouvoir la dépister
« et la traiter plus tard sans faire fausse route ; en
« outre, il est bien accepté par les lépreux qui vien-
« nent demander des soins. »

Ainsi Brault, basant sa ligne de conduite sur la
seule observation directe et approfondie des faits,
garde, en matière de mode de transmission de la
lèpre, une très sage réserve. Au risque de faire tache
au milieu des contagionnistes, à une époque où il
semble être de mode de crier au danger du réveil
d'un très vieux fléau de l'humanité, mon Maître montre l'avantage qu'il peut y avoir à restreindre les
mesures prophylactiques à l'arrêt au débarcadère des
lépreux étrangers. Il montre (*ce qui s'est aujourd'hui
vérifié*), il montre l'effet « négatif » des mesures administratives imposées à ces malheureux malades,
mesures toujours vexatoires, et dit, ce que personne
n'eut dû oublier, que le meilleur moyen de faire de
la prophylaxie anti-lépreuse reste encore de *faciliter
par tous les moyens l'entrée des lépreux dans l'annexe
isolée de la Clinique de Pathologie Exotique.*

Cette mise au point de la question de la lèpre en
Algérie et de ses dangers de propagation, issue d'une
plume aussi autorisée qu'était celle du Professeur de la
Clinique de Dermatologie et de Syphiligraphie de la
Faculté d'Alger, aurait dû, semble-t-il, peser de quelque poids dans les décisions administratives. Elle ne
fut pas même entendue. Encore moins modéra-t-elle
L. Raynaud dans son ostracisme intransigeant. En
1909 (2e Conférence Internationale de la Lèpre, Bergen), ce dernier, récapitulant les cas de lèpre observés en Algérie, concluait : « La lèpre est rare en pays
« arabe ; les malades sont disséminés sur un immen-
« se territoire sans tendance à former des foyers et il
« ne me paraît pas utile d'y prendre des mesures très
« rigoureuses. La lèpre d'importation étrangère crée
« un danger plus grand ; déjà quelques Espagnols
« nés en Algérie ou y résidant depuis de très longues
« années y ont été *contaminés.* »

*
* *

Dans leur publication de 1914, « La Lèpre en Algérie », Ed. Sergent et Nègre mentionnent un cas de
lèpre tuberculeuse soignée à Arzew en 1908 par Bo-
riès. Il s'agit encore d'un *Espagnol* sur l'observation
duquel nous n'avons aucune précision.

Cette même année (1908), H. Foley et A. Yver-
neault publient, dans le *Bulletin de la Société de Pathologie Exotique,* une observation de lèpre chez un
Nègre Haoussa, d'origine soudanaise, échoué dans le

Sud Oranais, après avoir servi comme esclave à
Tombouctou et dans le Tafilalet. A cette occasion,
les auteurs font observer que ces rapports avec la
Côte Occidentale de l'Afrique peuvent être pour l'Algérie une nouvelle source de dangers. Je l'ai déjà dit,
il est fort probable que quelques cas de lèpre ou familles lépreuses indigènes habitant l'Afrique du Nord
sont issus de ces régions lointaines, mais vraiment je
ne sache pas qu'il y ait là un danger bien menaçant !
D'ailleurs les auteurs eux-mêmes font observer que
durant quatre années d'observations dans le Sud
Oranais, c'est le seul cas qu'ils aient pu rencontrer
parmi les populations nomades de ces régions.

*
* *

La même année, Brault signalait 4 nouveaux cas,
trois *Espagnols* nés et ayant habité l'Espagne plus ou
moins longtemps et un Français né à la *Martinique*.

En 1910, le même auteur donne 6 autres observations : 5 *Espagnols* nés en Espagne et 1 *Brésilien* qui
fait remonter le début de sa maladie à sa troisième
année de séjour en Algérie.

En 1911, Brault publie encore un cas : un *Martini-
quais* dont le mal aurait aussi débuté 3 ans après son
arrivée ici.

En 1913, G. Lemaire et Fenouillet donnent un cas
de lèpre nerveuse chez un *Kabyle* n'ayant jamais
quitté l'Algérie. Il s'agit d'un Indigène faisant une
lèpre « Algérienne » dont l'origine ne peut naturellement être éclaircie,

Dans leur travail mentionné plus haut, Ed. Ser-

gent et Nègre disent avoir observé en 1910 et 1912
deux cas de lèpre chez des *Maltais* à Alger et à Constantine. Les mêmes auteurs signalent une *Maltaise*
traitée par le Docteur Bascoul et dont le mucus nasal fourmille de bacilles de Hansen.

En 1913, notre ami le Docteur Pélissier, alors interne à l'hôpital d'Oran, publie 4 nouveaux cas.
Comme il fallait s'y attendre, il s'agit d'*Espagnols*, famille issue d'Espagne (région de Valence), et dont
les 4 fils sont lépreux, alors que le père et la mère, nés
en Espagne, paraissent encore sains. Les 2 fils aînés,
née en Espagne, ont, dit l'auteur, contracté leur mal
dans leur pays d'origine et *sont arrivés lépreux à
Oran ;* les 2 plus jeunes (11 et 8 ans), nés à Oran,
n'ont pas quitté cette ville et ont commencé leur
lèpre respectivement à 10 et 6 ans 1/2. L'auteur conclut qu'il s'agit là très certainement de contagion
opérée au chevet du grand frère, lépreux depuis 6
ans.

Ceci est fort possible ; mais là encore Pélissier
peut avoir eu le tort d'éliminer d'emblée, sans même
y faire allusion, la possibilité d'une transmission héréditaire. Il ne s'agit pas ici de nier de parti pris cette
contagion directe ; mais avant de l'accepter on ne
peut s'empêcher de remarquer qu'il s'agit encore ici
d'*Espagnols* — d'une famille venue d'Espagne — et
d'une famille dont les 4 enfants sont lépreux. L'argument tiré du fait que le père et la mère paraissent actuellement en bonne santé ne portera pas pour les
anti-contagionnistes qui ne manqueront pas de faire
observer ces détails. Il ne peut porter davantage pour
qui, voulant se faire une opinion sérieusement étayée,

ne veut admettre que du « positif ». Je ne pense donc
pas, comme l'auteur, que ces deux cas doivent être
considérés comme très certainement contractés à
Oran. Dans ces observations, les partisans de la
transmission ancestrale peuvent au total puiser de
bons arguments.

En outre de toutes les observations que j'ai dé-
pouillées plus haut, il est possible que quelques cas
de lèpre rencontrés par d'autres auteurs en Algérie,
aient pu passer au travers de mes recherches ; ils
doivent être plutôt rares. D'autre part, j'aurais pu
répéter la simple mention que certains auteurs ont
accordée à des cas de lèpre qu'ils disent avoir observés, mais dont on ne trouve nulle part la moindre
relation. Ces cas, d'ailleurs rares, ne sauraient servir
à la discussion. Je suis également obligé de me ré-
soudre à ne pas tirer parti des 5 ou 6 cas *espagnols*
ou *indigènes* que j'ai vus naguère dans le service de
mon Maître, et que celui-ci n'a pas eu le temps de
publier.

En ce qui me concerne, je puis rapporter ici 6 observations nouvelles de lèpre, dont 5 paraîtront in-
cessamment dans le *Bulletin de la Société de Pathologie Exotique*. Sur ces 6 cas, deux sont *kabyles* et 4
européens.

Au sujet des 2 Kabyles, je puis dire que l'un n'a jamais quitté l'Algérie (environs de Tizi-Ouzou) et fait
donc une lèpre « algérienne » ; l'autre, également
Kabyle, vit apparaître les premières manifestations
de son mal vers la fin d'un séjour de six mois qu'il
fit, comme convoyeur, à Madagascar. Naturellement,
dans tous les renseignements recueillis à son sujet,
imprécision complète. Dans ces conditions, a-t-il
contracté sa lèpre dans l'île de l'Océan Indien, l'a-t-il
prise en Kabylie antérieurement à son départ pour

Madagascar ou la tient-il héréditairement de ses ancêtres ? Il n'est pas possible de conclure. Je veux faire remarquer néanmoins que ces deux Indigènes ont toujours vécu (on devine avec quelle absence d'hygiène) avec leur famille et leur entourage dans la plus grande promiscuité. L'un est même marié depuis 5 ans, alors que le début de son mal remonte à 7 ans ; sa femme et son enfant âgé de 5 ans seraient encore en très bonne santé. *Il est permis, dans ces conditions, si l'on veut admettre la contagiosité facile de la lèpre, il est permis de se montrer surpris de voir cette maladie ne pas faire plus de victimes dans cette population qui méconnaît jusqu'aux règles les plus élémentaires de l'hygiène.* Tout le monde ne peut que partager le même étonnement, à moins d'accepter ce que l'on trouve écrit, que cette promiscuité, cette misère, disons le mot, cette saleté incroyable des gourbis, n'ait l'inestimable qualité de rendre ces Indigènes moins sensibles au bacille de Hansen !

Des 4 *Européens* : 1 *Maltais* (observation inédite), né à Carni (Malte), âgé de 40 ans, arrivé à Alger il y a 12 ans, c'est-à-dire en 1906. Les premières manifestations qui permirent de poser le diagnostic de lèpre tuberculeuse apparurent en 1912 ; mais déjà bien avant, depuis plusieurs années affirme le malade, il éprouvait certains jours de la fatigue, de la courbature et des poussées fébriles inexpliquées. Il est impossible de préciser davantage. Marié à Malte à l'âge de 25 ans 1/2 à une femme née en Algérie de famille maltaise. Quatre enfants, dont l'un mort à 14 mois, les 3 autres âgés de 12, 8 et 6 ans, ont toujours vécu, ainsi que la mère, en commun avec le père lépreux et sont encore en parfaite santé.

Le malade ne donne rien de précis sur son père mort à 68 ans et sa mère décédée également à un âge avancé ; rien non plus sur les grands parents. Quatorze frères et sœurs dont 3 morts, 2 en bas âge et un adulte d'une affection de poitrine. N'ayant pas vu ses frères et sœurs depuis fort longtemps, il ignore totalement si aucun n'a la même maladie que lui. *Le malade rapporte qu'un oncle de sa femme* (sa femme est une cousine éloignée) *est décédé il y a 12 ans de lèpre.* Je n'insiste pas sur le diagnostic de notre sujet ; il s'agit d'une lèpre tuberculeuse très avancée avec facies léonin typique ; le mucus nasal et les tubercules biopsiés fourmillent de bacilles de Hansen. Je ne pense pas que l'on puisse considérer cette lèpre autrement que comme une lèpre d'importation.

Des trois autres Européens, une *Espagnole* âgée de 42 ans, débarquée à Oran depuis onze ans. Elle fait remonter le début de sa maladie à 5 ou 6 ans, au moment de son départ d'Oran pour Alger. Née dans la province de Grenade, à 3 kilomètres d'Arméria, région éminemment lépreuse, elle ne peut ou ne veut fournir aucun renseignement sur sa famille et ses ascendants. Ainsi donc voilà encore une malade qu'il me paraît bien difficile de classer comme cas de contamination algérienne.

Les 2 dernières observations se rapportent à 2 *Français,* le père et le fils.

Le père, B... Gabriel, âgé de 61 ans, entrepreneur de travaux publics, né à Oraison (Basses-Alpes), vient habiter l'Algérie à l'âge de 3 ans. Il séjourne successivement à Alger, Birtouta, Oued-el-Alleug, Mouzaïaville, Miliana et Affreville. Il rentre vers 18 à 20 ans en France et y fait un séjour de 8 ans, soit à Oraison, soit à Lyon, Toulouse et Castelsarrazin comme militaire. Enfin, vers l'âge de 27 ans, il revient à Alger où il travaille à l'entreprise des chemins de fer Alger-Tizi-Ouzou, jusqu'à son départ pour Madagascar (1898). Il séjourne à Majunga qu'il n'a jamais quitté pendant 14 ans et rentre en Algérie avec des manifestations très avancées de lèpre tuberculeuse. Voici les renseignements qu'il donne en 1914, lors de son entrée à Mustapha. On pourra les comparer avec ceux que donnent l'année suivante son fils et sa femme. Il nie tous antécédents héréditaires possibles ; aurait eu 6 enfants dont un seul serait mort à Madagascar à l'âge de 21 ans, de cause inconnue après huit jours de maladie, les 5 autres seraient en très bonne santé. Le début de *son mal remonterait à 3 ans seulement, alors qu'il habitait Majunga depuis 13 ans* à ce moment : cyanose et œdème des mains et des pieds.

Le fils, B... Marius, âgé de 16 ans, fait, en mars 1915, une lèpre encore maculeuse avec un seul léprome au lobule de l'oreille. Bacilles de Hansen en abondance.

Il est né en Algérie (Zéralda) 2 ou 3 mois après le départ de son père pour Majunga. Nourri au sein maternel, parti à 3 ans rejoindre son père ; séjourna 11 ans à Madagascar et rentra avec sa famille en 1913 à Alger.

Le début de son éruption actuelle remonterait aux

premiers jours de l'année 1913, alors *qu'il était encore
à Majunga.*

Il nous donne les renseignements suivants confir-
més par sa mère :

8 frères ou sœurs (et non pas 6 comme disait le
père), dont 3 sont morts : une fillette en naissant
(première grossesse) : un frère à 21 ans, après *3 ans
de maladie et avec une hémiplégie droite* (et non après
8 jours de maladie) ; un troisième en bas âge, des
suites d'une coqueluche.

5 sont encore en vie : un âgé de 30 ans habite Ta-
nanarive depuis l'âge de 18 ans, marié, 3 enfants,
tous en bonne santé.

Un second âgé de 27 ans, habite Nossi-Bé depuis
l'âge de 16 ans, marié, père de famille, bonne santé.

Un troisième âgé de 21 ans, a séjourné 12 ans à
Madagascar, parfaite santé.

Une sœur âgée de 24 ans serait actuellement assez (?) bien portante, mais aurait eu il y a 4 ans des
*taches jaunâtres sur le corps, ayant persisté pendant
quelque temps.*

Le cinquième enfant est notre malade.

Il nous affirme que son père avait déjà, *au moment
de son départ pour Majunga (1898), mal au nez, mou-
chait souvent du pus, des croûtes et du sang ; en outre,
son père avait ce coryza depuis l'âge de 11 ans, alors
que, encore enfant, il habitait Birtouta avec sa famille.*

On voit, d'après la lecture de ces deux dernières observations, avec quelle méthode le père s'est ingénié
à mentir et sur le début de son mal, et sur l'état de
santé de sa famille ; je répète que c'est, au moins ici,

la règle en matière de lèpre. Dans ces conditions, que peuvent valoir des arguments étayés sur des renseignements aussi peu sincères !

Nous pensions d'abord, pour le père, avoir affaire à une lèpre très certainement contractée à Majunga ; nous admettions d'autant mieux la réalité de cette hypothèse que, presque en même temps, nous observions un Indigène revenu lépreux de Madagascar (observation personnelle citée plus haut) ; nous en serions encore convaincu si l'année d'après le fils et la femme n'étaient venus affirmer que déjà à l'âge de 11 ans le malade présentait *un coryza purulent et sanguinolent qui inquiéta fort sa famille et qui ne le quitta plus de sa vie.*

N'est-il pas alors plus rationnel d'admettre que B... Gabriel est arrivé lépreux « en puissance » des Basses-Alpes, région où la lèpre a existé en abondance et existe d'ailleurs encore ?

Dans ces conditions, le fils a-t-il pris sa lèpre au contact de son père, l'a-t-il prise du fait d'avoir séjourné dans le foyer lépreux de Majunga, ou l'a-t-il reçue héréditairement ? Si l'on veut rester impartial et se retrancher dans une rigueur scientifique absolue, on est bien obligé de ne pas conclure. Toujours est-il qu'il paraît y avoir là une véritable *famille de lépreux*, père et fils lépreux indubitables ; en outre, un fils mort à 21 ans après 3 ans de maladie et des accidents nerveux, et une fille ayant présenté une éruption de taches fort suspectes.

En résumé, il faut retenir que de ces 6 cas personnels, sauf pour les 2 lèpres kabyles, *les 4 autres, ren-*

*contrées chez des Européens, peuvent être considérés
en Algérie comme lèpre d'importation.*

Pendant la correction des épreuves de ce travail,
je viens d'avoir la bonne fortune d'observer dans
mon cabinet un autre cas de lèpre. Cela porte donc
à sept le nombre d'observations que j'ai pu person-
nellement recueillir. Il s'agit, est-il besoin de le dire,
d'une *Espagnole,* âgée de 18 ans, née à *Tarbéna,* province d'Alicante, et ayant quitté l'Espagne pour Alger à l'âge de 13 ans.

*Mère morte lépreuse, ainsi qu'une tante, sœur de la
mère.*

Début du mal, 5 ou 6 ans. Facies léonin, typique,
avec lépromes disséminés, coryza fourmillant de bacilles, etc.

Très évidemment il s'agit encore d'un cas de lèpre
importé.

Tels sont, repris et résumés, les différents travaux publiés sur la lèpre en Algérie et les observations que l'on retrouve dans la littérature médicale. Je n'ai aucune prédilection de principe pour telle ou telle hypothèse en ce qui concerne le mode de transmission de cette maladie. Mon Maître, qui avait l'inestimable qualité de savoir rester dans le doute, ne m'a jamais dirigé systématiquement et a priori ni dans un sens ni dans l'autre. Il a, par contre, essayé de m'apprendre la sagesse de n'admettre, en médecine, comme « certain », que ce qui est « démontré ». Que l'on ne cherche donc ici aucune tendance de ma part à orienter les faits vers telle ou telle déduction. Je ne veux me faire, de parti pris, le défenseur d'aucun dogme d'école, encore moins le partisan absolu d'une théorie qui perd de plus en plus de terrain. Je le dis donc une fois pour toutes, je ne discute ici nullement la contagiosité de la lèpre en général et ne cherche certes pas à la nier ! En reprenant ab ovo, par l'analyse exclusive des faits, cette question de la lèpre en Algérie, et tout spécialement à Alger, je me suis tracé comme but unique de chercher si *cette contagiosité a été ici effective,* s'il est vrai, en d'autres termes, qu'un foyer lépreux en pleine « activité » existe à Alger.

Or, pour arriver à donner, en pleine impartialité, à l'étude qui précède, des conclusions susceptibles d'être acceptées, je pense que le mieux est de faire le résumé très succinct des faits.

1º La lèpre a été signalée en Algérie depuis fort longtemps.

2º Depuis une trentaine d'années on a pu en rassembler 140 cas environ suivis de près, c'est-à-dire véritablement authentiques.

3º En bloc, il semble qu'il existe réellement ici « deux systèmes », « deux courants » de lèpre, cloisonnés, donnant l'impression de vivre côte à côte, sans se « pénétrer ».

A) Lèpre indigène, *autochtone.*

B) Lèpre européenne, *d'importation.*

4º La lèpre indigène a été rencontrée chez des Arabes, des Kabyles surtout et des Israélites. Ces cas sont disséminés sur un vaste territoire et au total peu fréquents, ce qui ne peut que surprendre étrangement si, admettant la contagion directe, l'on se prend à considérer le genre de vie, les mœurs, de nos Indigènes et leur méconnaissance complète des moindres notions de l'hygiène individuelle et familiale.

5º Les cas de lèpre constatés chez des Européens l'ont été chez des *Espagnols* en grande majorité. En outre de ces Espagnols, on trouve, parmi les lépreux, quelques *Maltais* et *Américains du Sud.*

6º *Tous* ces Maltais et Américains et la presque totalité de ces Espagnols sont *nés hors de l'Algérie, dans des régions où existe endémiquement la lèpre et y ont séjourné plus ou moins longtemps avant leur arrivée ici.*

7º Ces lépreux, étrangers à l'Algérie, ont commencé leur maladie un temps fort variable après leur débarquement dans l'Afrique du Nord ; d'autre part, l'on peut très vraisemblablement affirmer que la date assignée dans les observations comme marquant le début de leur maladie n'est que rarement précisée par ces malades et dans tous les cas très sujette à caution. Il semble donc que l'on ne puisse tirer de cette durée présumée de la période d'incubation aucun argument sérieux afin d'étayer l'hypothèse d'une contamination opérée ici ou là.

8° 7 à 8 sujets font seuls exception à cette règle du paragraphe 6. Et de ces 7 à 8 cas constatés chez des sujets *européens nés en Algérie,* un seul est Français (voir paragraphe 9). Les autres sont *tous des Espagnols* issus de familles arrivées depuis peu de régions lépreuses d'Espagne. Au surplus, pour une bonne moitié, on peut établir des antécédents familiaux et collatéraux lépreux.

9° En outre de ces lèpres espagnoles, maltaises ou américaines, on ne rencontre que 3 cas de lèpre chez des *Français* et pas un seul dans la colonie italienne.

10° De ces 3 Français, un seul est né ici (observation personnelle) mais de père lépreux et a habité Majunga (foyer lépreux) depuis l'âge de 3 ans. Les deux autres, nés en France, sont : une femme observée par Brault, arrivée de l'Ardèche en pleines manifestations lépreuses ; un homme (observation personnelle), issu des Basses-Alpes, ayant en outre séjourné une quinzaine d'années à Majunga, pouvant donc être considéré ici comme cas de lèpre importée.

*
* *

Tel est le résumé des faits. J'en arrive ainsi à ces conclusions qui, sans doute, ne sont étayées

que de faits négatifs, mais que je considère, néanmoins, jusqu'à preuve du contraire, comme l'expression la plus probable de la réalité :

1° La lèpre existe indubitablement en Algérie.

2° Les lépreux européens rencontrés dans cette
colonie sont presque en totalité nés hors de l'Algérie, dans des pays ou des contrées où la lèpre existe
à l'état endémique.

3° Les quelques rares Européens nés en Algérie
sont tous des *Espagnols,* issus de familles espagnoles
émigrées elles-mêmes depuis peu de temps de régions lépreuses d'Espagne, et pour lesquels on trouve, d'autre part, dans la moitié des cas, des antécédents familiaux lépreux.

4° *On est donc encore dans l'impossibilité de désigner, parmi cette centaine de cas européens publiés,
une seule observation d'un sujet ayant manifestement
contracté sa lèpre en Algérie.*

Il semble même que toutes ces observations prises
chacune à part et surtout considérées en bloc, s'ac-
cordent à former un faisceau, je ne dis pas de preu-
ves, mais de probabilités en faveur : d'abord du caractère d'importation de ces lèpres européennes et ensuite de l'hypothèse de la transmission exclusive-
ment germinale ou héréditaire de cette maladie.
**Dans ces conditions, l'affirmation de l'exis-
tence d'un « foyer actif » de lèpre en Algérie
et spécialement à Alger paraît pour le moins
prématurée.**

**Ainsi donc, si l'on peut craindre de voir
s'augmenter le nombre des lépreux par suite de l'immigration constante d'Espagnols**

venus de la Côte Orientale de la Péninsule Ibérique, les craintes de l'extension de la lèpre en Algérie, grâce à l' « activité propre » de ce foyer dû à l'importation, restent pour le moment, sinon chimériques, du moins peu justifiées.

———

Je ne puis terminer ce travail sans relever avec une
certaine complaisance quelques phrases d'auteurs
essentiellement contagionnistes ayant eu l'occasion
d'observer de près la lèpre au Maroc et dans l'Afrique Equatoriale.

Ringenbach et Guyomarc'h, étudiant la lèpre et le
pian dans le Cameroun en 1912-1913, écrivent ce qui
suit : « Les Indigènes ne semblent pas reconnaître le
« caractère contagieux de l'infection lépreuse ; ils ne
« pratiquent en aucune façon l'isolement des indivi-
« dus atteints, dont les plaies, réceptacles de bacilles
« vivants, constituent un danger menaçant pour l'en-
« tourage immédiat... Il ne semble pas jusqu'à pré-
« sent que la lèpre prenne dans ces régions un déve-
« loppement considérable. C'est une affection qui
« remonte, chez les populations du Congo, aux temps
« les plus éloignés et son état reste à peu près sta-
« tionnaire. Il y a dans son mode de propagation
« quelque chose qui nous échappe, car il existe une
« contradiction flagrante entre l'absence complète de
« prophylaxie et le peu d'ampleur de l'endémie. »

Plus près de nous, P. Remlinger, ayant eu l'occasion d'étudier la lèpre au Maroc, écrit ceci : « On no-
« tera enfin la rareté de la démonstration de la con-
« tagion (1 cas chez deux frères). Trois au moins de
« ces malades que nous avons observés à Tanger vi-
« vaient dans les pires conditions d'hygiène. De nom-
« breuses personnes partageaient leurs maisons, leur
« chambre, sinon leur lit. Les bacilles que mettaient
« à chaque instant en liberté leurs lépromes ulcérés

« comme leur mucus nasal étaient extrêmement nom-
« breux. Néanmoins ces malheureux ne paraissent
« jusqu'ici avoir été le point de départ d'aucun cas de
« transmission, et on peut se demander si le Maroc
« — dont la banale pathologie paraît plus européen-
« ne qu'africaine — ne doit pas prendre place parmi
« les pays visés par Zambaco *où la contagion de la*
« *lèpre est exceptionnelle.* Il ne semble donc pas que
« de sévères mesures de prophylaxie s'imposent ac-
« tuellement dans l'empire chérifien. »

Enfin je peux aussi, bien qu'intéressant moins di-
rectement notre sujet, rapporter les conclusions
auxquelles Sabadini, chirurgien des hôpitaux d'Alger, s'était arrêté, alors qu'il dirigeait l'hôpital Saint-
Louis de Jérusalem, conclusions qu'il donna dans un
Mémoire sur la « Lèpre à Jérusalem », présenté au
Congrès International de Berlin de 1897. « En défi-
« nitive, dit l'auteur, parmi les lépreux que nous
« avons soignés, nous le répétons à dessein, nous
« n'avons pu constater aucun fait précis de contagion.
« Les malades en traitement à l'hospice allemand, à
« notre hôpital de Jérusalem, n'ont jamais transmis,
« que nous sachions, la lèpre. Les foyers que nous
« avons cités en Palestine sont très limités, quoique
« les rapports avec les habitants soient fréquents et
« journaliers.

« En nous basant donc sur notre expérience per-
« sonnelle, nous partageons entièrement l'opinion
« du plus illustre léprologue du monde entier, du
« Norvégien Danielssen, qui admettait l'hérédité
« comme facteur important et essentiel dans l'étiolo-
« gie de la lèpre.

« Et avec notre très estimé confrère et ami, M. le
« Docteur Zambaco Pacha, dont le savoir et la com-
« pétence sont universellement connus, et qui fait de
« la science médicale au lit du malade et non dans
« les laboratoires, nous dirons que si tant est qu'elle
« soit contagieuse, la lèpre ne le serait que d'une ma-
« nière rarissime et bien exceptionnelle.

« Les appréhensions émises sur la contagion de la
« lèpre sont donc fort exagérées, à notre sens, quoi-
« qu'elles soient de tradition. Toute mesure sanitaire
« trop rigoureuse prise à l'égard des lépreux serait
« d'un autre âge. Il serait plus conforme aux senti-
« ments humanitaires de notre époque de les consi-
« dérer comme des malades ordinaires, auxquels il
« est plus que juste de prodiguer les soins que com-
« porte leur triste situation. Et s'il n'est pas possible
« de les guérir, qu'on les soulage du moins et qu'il ne
« soit plus question de les parquer dans des établis-
« sements spéciaux où, aux souffrances qu'ils endu-
« rent s'ajoute l'horreur de leur isolement et de la
« réprobation dont ils étaient autrefois les innocen-
« tes victimes. »

Ces dernières phrases devraient servir de sujet de
méditation à ceux qui oublient trop volontiers qu'un
malade, même contagieux, n'est pas une « chose »,
et que la Société, avant d'avoir le droit de se défendre d'un individu pathologiquement taré, a le devoir
impérieux de le secourir.

BIBLIOGRAPHIE AFRICAINE

J. Arnoult. — La Lèpre Kabyle, in *Mémoires de Méd. et Chir. Militaires.* 1862.

L. Barillon. — Contribution à l'Etude de la Lèpre à Alger. Thèse de Paris. 1898.

E. Bertherand. — Médecine et Hygiène des Arabes. 1855.

J. Brault. — Lèpre Tuberculeuse traitée par les Injections de Calomel, in *Annales de Derm. et Syph.* 1898.

— Pathologie et Hygiène des Musulmans d'Algérie. 1905.

— Les lépreux en Algérie, in *Archiv. fur Schiffs- und Tropen-Hygiène.* 1908.

— Lépra, Bibliothéca Internationalis. 1908.

— Deux Cas de Lèpre traités par l'Arrhénal, in *Ann. de Derm. et Syph.* 1902.

— Quelques Réflexions sur certains Traitements actuellement usités dans la Lèpre, in *Ann. de Derm. et Syph.* 1903.

— Lèpre d'Origine Exotique traitée par le 606, in *Bull. de la Soc. de Derm. et Syph.* Nov. 1911.

— Note Complémentaire sur le Traitement de la Lèpre par l'Atoxyl, in *Bull. de la Soc. de Derm. et Syph.* Mars 1909.

Crespin. — Deux Cas de Lèpre Incomplète, in *Ann. de Derm. et Syph.* 1897.

Dechambre et Brassac. — Dictionnaire Encyclopédique de Sciences Médicales, article « Eléphantiasis ».

Deleau et Ferrus. — Histoire Médicale de Constantine, in *Mémoires de Méd. et Chir. Militaires.* 1842.

Dufour. — *Mémoires de Méd. et Chir. Militaires.* 3ᵉ série. T. III.

H. Folley et Yvernault. — Un Cas de Lèpre Soudanaise dans le Sud Oranais, in *Bull. de la Soc. de Path. Exot.* 1908.

Forné. — La Contagiosité de la Lèpre, in *Archives de Médec. Nav. et Colon.*

Gémy. — Lèpre Anesthésique probablement Autochtone, in *Annales de Derm. et Syph.* 1898.

— Leçon d'ouverture. 1898.

— La Lèpre chez les Kabyles, in *Ann. de Derm. et Syph.* 1894.

— Compte-Rendu de la Clinique des Maladies Syphilitiques et Cutanées d'Alger. in *Bull. Médic. de l'Algérie.* 1894-1896,

Gémy et L. Raynaud. — Etude sur la Lèpre et plus spécialement à Alger. 1897.

Gaudineau. — Histoire de Philippeville, in *Mémoires de Méd. et Chir. Militaires.* 1842.

P. Glorget. — Contribution à l'Etude de la Contagiosité de la Lèpre. Thèse de Montpellier. 1889.

Guyon. — Observations Médicales à la suite de l'Armée qui a traversé les Portes de Fer, de Constantine à Alger, in *Mémoires de Méd. et Chir. Militaires.* 1839.

Hattute. — In *La Kabylie* de Hanoteau et Letourneux. 1872.

L. Leclerc. — Une Mission en Kabylie. 1864.

Legrain. — La Lèpre en Kabylie, in *Revue Méd. de l'Afr. du Nord.* 1903.

Lemaire et Fenouillet. — Lèpre Nerveuse chez un Indigène (Kabyle) n'ayant jamais quitté l'Algérie, in *Bulletin Soc. Méd. d'Alger.* Déc. 1913.

J. Montpellier. — Cinq Observations Nouvelles de Lèpre recueillies à Alger, in *Bulletin de Path. Exot.* 1918.

C. Nicolle et Bastide. — La Lèpre en Tunisie. Lépra, Bibliothéca Internationalis. 1907.

Pélissier. — La Contagion Familiale de la Lèpre, in *Bulletin Méd. de l'Algérie.* 1914.

Proust. — Lèpre en Algérie. Mesures Prophylactiques Applicables. Comité Consultatif d'Hygiène Publique de France. Février 1898.

L. Raynaud. — Affections Cutanées et Vénériennes des Berbères de l'Aurès. 1893.

— L'Invasion Lépreuse en Algérie, in *Bulletin Méd. de l'Algérie.* 1903.

— Note sur la Lèpre. Congrès de Dermatologie. Berlin. 1904.

— Rapport sur la Lèpre en Algérie depuis la Conférence de 1897. Lépra, Bibliothéca Internationalis.

— Emploi du Cacodylate de Soude dans la Lèpre, in *Ann. de Derm. et Syph.* 1901.

P. Remlinger. — Note sur l'Etat de la Lèpre au Maroc, in *Bull. de Path. Exot.* 1916.

Ringenbach et Guyomarc'h. — La Lèpre et le Pian dans les Territoires parcourus par la Section Française de la Mission de Délimitation :

Afrique Equatoriale Francaise — Cameroun, 1912-13, in *Société de Path. Exot*. 1915.

Sabadini. — Quelques Considérations sur la Lèpre à Jérusalem au Temps des Hébreux et à notre Epoque, in *Bull. Méd. de l'Algérie*. 1898.

E. Sergent et Nègre. — La Lèpre en Algérie, in *Revue d'Hygiène et de Police Sanitaire*. Mars 1914.

Vincent. — Exposé Clinique des Maladies des Kabyles traitées à l'Hôpital Militaire de Dellys, in *Société de Méd. d'Alger*. 1862.